AF503365

DE LA

THERMOGRAPHIE MÉDICALE

Description d'un thermographe

ÉLECTRO-MÉDICAL

PAR

Le Dr Alfred DUJARDIN,

Lauréat de la Faculté de médecine de Paris.

PARIS

ADRIEN DELAHAYE, LIBRAIRE-EDITEUR

PLACE DE L'ECOLE-DE-MÉDECINE.

1874

DE LA

THERMOGRAPHIE MÉDICALE

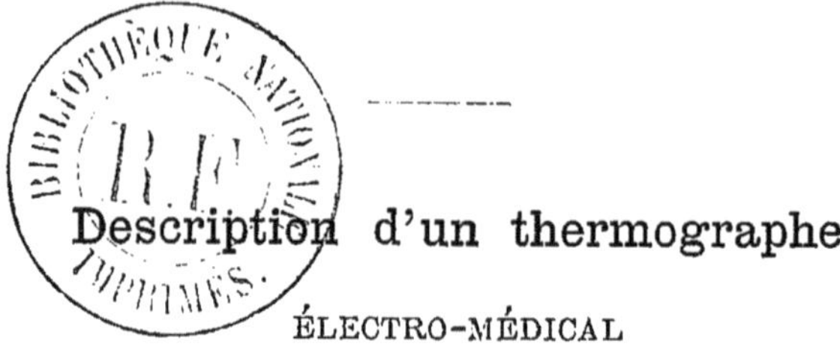

Description d'un thermographe

ÉLECTRO-MÉDICAL

PAR

Le Dr Alfred DUJARDIN,

Lauréat de la Faculté de médecine de Paris.

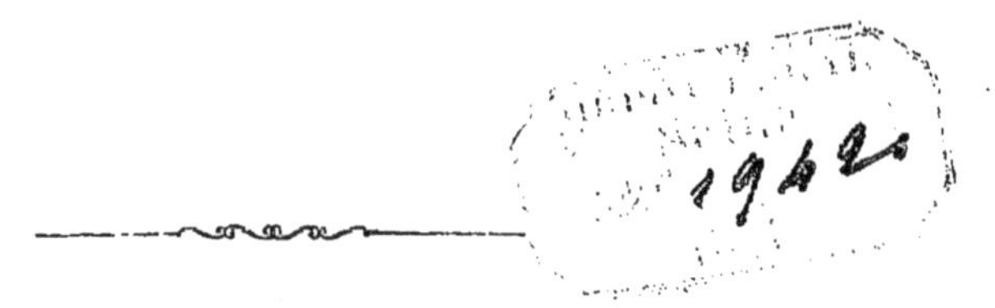

PARIS

ADRIEN DELAHAYE, LIBRAIRE-EDITEUR

PLACE DE L'ÉCOLE-DE-MÉDECINE.

1874

A MON PÈRE

LE Dr DUJARDIN (de Lille).

Dont les travaux en télégraphie électrique m'ont donné l'idée de ces premières recherches.

DE LA

THERMOGRAPHIE MÉDICALE

Description d'un thermographe
électro-médical.

CHAPITRE I.

HISTORIQUE

Les méthodes et les procédés qui ont servi à la détermination de la température de l'homme, à l'étude de ses modifications dans les divers états physiologiques ou morbides sont multiples.

Nous n'entreprendrons pas de les décrire, le titre de notre travail montre que nous nous bornerons à parler des tentatives faites pour enregistrer la température dans un but médical, sujet bien restreint, mais auquel nous donnerons une certaine importance par la description d'un appareil nouveau.

Rappelons toutefois, en quelques lignes qui serviront de préliminaires, que des thermomètres à mercure, à alcool, de forme appropriée, sont les seuls instruments usités dans la pratique médicale. Pour les évaluations plus précises, dans les recherches physiologiques par exemple, les expérimentateurs ont eu recours, soit à des thermomètres beaucoup plus sensibles (Walferdin 1/200 de degré), soit à des thermomètres à maxima (Niederkorn), soit enfin aux appareils thermo-électriques.

Mise en usage pour la première fois par Becquerel en 1836 (1), reprise ensuite par la plupart de ceux dont les travaux ont le plus contribué à l'étude de la chaleur animale (Gavarret, Helmholtz, etc), la méthode thermo-électrique a été féconde en résultats heureux.

Sensibles à l'excès, les appareils basés sur ce principe, ont permis d'apprécier des différences de température très-minimes, parfois mêmes illusoires. Ainsi, Lombard, physiologiste américain, prétend avoir évalué jusqu'au 0,0025 de degré ; il est vrai de dire que la description de son appareil est singulièrement confuse. (2) On saisit aisément une foule d'explications accessoires, mais on regrette de ne plus retrouver le même luxe de détails, lorsqu'il s'agit de débrouiller par quelle méthode thermo-électrique particulière, il a pu arriver à des résultats d'une si étonnante précision.

Nous arrivons aux appareils enregistreurs de la température, aux *thermographes*. Les premiers datent de loin : Rutherford avait imaginé un système qui écrivait le degré de température, Bréguet avait remplacé l'aiguille indicatrice de son thermomètre métallique, par un stylet écrivant. Les principaux Observatoires

(1) Becquerel. Traité expérimental de l'électricité et du magnétisme, 1836. Tome IV, n° 9.

(2) Archives de physiologie normale et pathologique. T. I, page 198.

avaient successivement essayé et adopté différente systèmes qui substituaient la méthode graphique continue, aux observations faites, à intervalles plus ou moins rapprochés, en vue de suivre les variations de la température atmosphérique. Nous nous dispensons d'énumérer ces nombreux appareils (Secchi, Morin, Salleron, etc), qui ne sont d'aucune application possible en médecine.

Le premier thermographe imaginé en vue d'expériences physiologiques est celui de Marey (1865). Les recherches auxquelles nous nous sommes livré dans les diverses publications étrangères ne nous ont rien fait connaître qui ait précédé ni même suivi l'apparition de cet appareil fort ingénieusement conçu. En voici la description (1).

Le thermographe se compose de deux parties : un thermomètre à air et un appareil récepteur, muni d'une aiguille dont les mouvements peuvent se lire sur un cadran ou s'inscrire sur un cylindre tournant.

Le thermomètre à air est formé par une boule creuse de cuivre, noircie à sa surface. Sur cette boule s'adapte à vis, un tube de cuivre long et mince, et qui transmet à une distance variable selon les besoins, les effets de dilatation ou de condensation de l'air dans la boule.

L'appareil récepteur est ainsi formé : un tube de verre, de 4 millimètres de diamètre intérieur et de 6 centimètres de long, est courbé en demi-cercle. L'une des extrémités de ce tube est fermée à la lampe, l'autre ouverte. Ce tube est fixé à la circonférence d'une

(1) Journal de l'anatomie et de la physiologie normale et pathologique de Robin. T. II, p. 182.

roue métallique dont l'axe tourne très-librement sur deux arêtes. On équilibre la roue métallique et le tube qui l'entoure, de manière à ce qu'elle puisse prendre indifféremment toutes les positions que l'on veut lui donner.

Si l'on place alors le tube de verre de telle sorte que le milieu de la convexité de l'arc qu'il décrit soit tourné en bas, et si l'on y introduit une petite quantité de mercure, cet index métallique partagera la cavité du tube en deux chambres, l'une close du côté où le tube est fermé, l'autre communiquant avec l'extérieur par la branche ouverte du tube.

Supposons maintenant que l'air de la chambre close vienne à augmenter de volume, l'index de mercure sera poussé vers l'orifice ouvert du tube, mais par son poids même, cet index tend à occuper la partie déclive de ce système astatique ; il en résultera, une rotation du tube autour de son axe de suspension, et en réalité on verra l'index de mercure demeurer immobile pendant que l'appareil tournera. Plaçons perpendiculairement sur l'axe une longue aiguille équilibrée, celle-ci amplifiera en raison de sa longueur la rotation imprimée à l'axe qui la porte, et l'on pourra à volonté lire sur le cadran ou enregistrer sur une surface enfumée les mouvements de la pointe de cette aiguille.

Reste à faire communiquer la chambre close avec l'air du thermomètre. Pour cela on courbe le tube capillaire de cuivre à son extrémité libre, et l'on donne à sa courbure le même rayon qu'au tube de verre. Puis on introduit cet arc métallique dans le tube de verre, de façon que sa pointe traverse l'index de mercure, et pénètre dans la chambre close. La partie qui baigne dans le mercure doit être vernie pour empêcher l'amalgame.

Le thermographe étant ainsi construit, si l'on chauffe avec la main la boule du thermomètre à air, on voit la chambre close prendre une plus grande étendue, l'appareil tourne et l'aiguille s'élève tandis que le mercure garde sa position déclive. Si l'on plonge dans l'eau fraîche la boule du thermomètre, l'air de la chambre close rentre dans la boule et l'appareil tournant en sens inverse, l'aiguille redescend.

Une soupape, appliquée sur le tube du thermomètre à air, dans le voisinage de la boule, permet de mettre l'air de l'appareil en communication avec l'extérieur. Au moment où cette soupape est ouverte, on peut amener l'aiguille de l'enregistreur à un point quelconque. Prenons ce point pour zéro et supposons qu'à ce moment la boule se trouve soumise à une température de 30°; si l'on ferme la soupape, l'appareil fonctionnera de nouveau et indiquera, par ses oscillations au-dessus ou au-dessous de zéro, toutes les variations que la température aura éprouvées au-dessus ou au-dessous de 30°.

La sensibilité du thermographe peut être modifiée de différentes manières, en changeant le diamètre ou le rayon du tube de verre qui contient l'index de mercure.

Si l'on réduit le diamètre du tube de verre, il est évident que la quantité d'air nécessaire pour faire parcourir à l'index un certain trajet, sera moindre que si le tube était large. Dès lors la dilatation de l'air, produite par un échauffement semblable de la boule thermométrique, se traduira par un plus grand parcours de l'aiguille si le tube employé est étroit. Une grande augmentation dans la sensibilité pourra être obtenue si l'on diminue le rayon de courbure du tube de verre employé. Dans ce cas, un même échauffement de la boule thermométrique fera parcourir à l'index de mercure le même trajet linéaire, mais ce trajet représentera, sur la petite circonférence, un arc d'un plus grand nombre de degrés qui sera reproduit par la course de l'aiguille. Le moyen le plus usuel est de donner à la boule du thermographe un volume plus ou moins grand. On peut ainsi obtenir à volonté, une course très-petite ou très-grande de l'aiguille, en vissant à l'extrémité du tube de transmission des boules de grosseur variable. De cette façon, on peut employer le parcours entier de l'aiguille indicatrice, soit à noter de très-grands écarts de température, soit à apprécier de très-petites fractions d'un seul degré.

Ainsi construit, le thermographe de Marey présentait un inconvénient : la plus légère pression du stylet écrivant sur la surface noircie, suffisait pour arrêter dans son mouvement de rotation la chambre à air dont nous avons rapporté la description. Devant cet obstacle, Marey eut recours à une disposition nouvelle (1).

Le stylet n'appuyait plus sur le papier d'une manière continue, mais seulement à des intervalles réglés par un mécanisme d'horlogerie qui amenait la pointe au contact de la surface enfumée. Les points blancs ainsi obtenus étaient assez rapprochés pour former une ligne non interrompue.

A cette difficulté, d'un ordre purement mécanique, se joint une cause d'erreur que Marey signale lui-

(1) Du mouvement dans les fonctions de la vie. Marey, 1868, p. 165.

même. Pour peu que l'expérience se prolonge, une correction qu'on pouvait négliger de faire dans une courte observation, devient dès lors indispensable. La pression atmosphérique doit entrer en ligne de compte; le tracé obtenu à l'aide du thermographe reproduit les oscillations barométriques tout aussi bien que les variations de température. Il importe donc, pour la précision des résultats, d'en déduire ce qui revient aux changements survenus dans la pression atmosphérique pendant le cours de l'expérience.

« Le thermographe est en même temps barométographe, il est influencé par l'état de la pression atmosphérique, de telle sorte que l'air qui y est renfermé se met sans cesse en équilibre de pression avec l'air ambiant. Une augmentation de la pression atmosphérique devra donc faire baisser l'aiguille comme le ferait un refroidissement. La diminution fera lever l'aiguille, mais ces influences de la pression extérieure sont très-faibles et de plus, comme elles sont assez lentes à se produire, on peut entièrement les négliger dans une expérience qui ne dure pas trop longtemps » (1).

Le thermographe de Marey n'a servi jusqu'à ce jour qu'à des expériences de physiologie, nous ne pensons pas qu'on l'ait appliqué à l'étude des variations de la température dans les maladies. Pour ce genre de recherches, il faut avant tout que l'appareil enregistreur se prête à des expériences de longue durée, la continuité de l'observation est une condition essentielle. Le thermomètre à air présente, à ce point de vue, bien des inconvénients dont le moindre n'est pas la difficulté de

(1) Marey. Du mouvement dans les fonctions de la vie. P. 177.

maintenir d'une manière permanente, à la température du corps, une boule de cuivre d'un diamètre assez considérable et qu'il faut protéger contre les diverses causes de refroidissement. D'un autre côté, à moins d'employer des boules allongées et peu volumineuses, il est presque impossible d'étudier certaines températures, celle du rectum par exemple.

Ces différents motifs nous ont amené à chercher une autre solution au problème de la thermographie, envisagée exclusivement au point de vue médical. Avant d'exposer en détail celle à laquelle nous nous sommes définitivement arrêtés, nous dirons quelques mots d'un apppareil enregistreur de la température, fondé sur un autre principe, mais dont nous n'avons pas mis l'idée à exécution. Voici sommairement de quoi il s'agissait :

Maintenir sous l'aisselle un thermomètre construit de telle sorte que, par l'intermédiaire de la colonne mercurielle, on aurait pu fermer un plus ou moins grand nombre de circuits électriques, suivant le degré de chaleur présenté par le malade. A cet effet, le tube du thermomètre, de 36 à 42°, au lieu d'être en verre, aurait été composé de disques alternativement conducteurs et isolants, perforés d'un trou capillaire ; de demi-degré en demi-degré, l'ascension de la colonne mercurielle aurait amené la fermeture d'un nouveau circuit. Un des pôles d'une pile était en communication avec le réservoir du thermomètre, l'autre, avec chacun des douze anneaux conducteurs, par autant de fils réunis en câble. Dans chacun des circuits dérivés ainsi formés, un électro-aimant dont la palette armée d'un crayon ou d'une pointe électro-chimique, aurait appuyé au moment de l'attraction, sur un papier entraîné d'un mouvement continu par un mécanisme d'horlogerie. L'ensemble du rouage et des douze électros aurait constitué une sorte d'appareil récepteur, les crayons traçant sur le papier des lignes de longueur variable, suivant la durée de la fermeture des circuits.

Nous allons voir comment, à l'aide de la disposition précédente, on aurait obtenu le graphique de la température d'un malade.

A partir de 36° jusqu'à 42°, nous savons que la colonne mercurielle ferme un circuit de plus à chaque demi-degré d'élévation de la température; une seule pointe appuie donc sur le papier à 36°, tandis qu'à 42° elles marqueront toutes.

Les électros sont disposés de telle sorte que les lignes tracées sur le papier se superposent comme dans une portée de musique, les lignes inférieures correspondant aux températures les moins élevées.

Après fonctionnement de l'appareil, on réunit par une série de traits les extrémités initiales et terminales des lignes tracées par les électros : on forme ainsi une ligne brisée, graphique de la température pour la durée de l'expérience. En traçant d'après la vitesse d'entraînement du papier, des lignes verticales reproduisant en fractions plus ou moins petites, la division du temps, rien de plus facile que de déterminer à quel moment précis la température du malade s'est élevée ou abaissée d'un demi-degré. On obtient encore une indication précieuse, celle du temps qu'il a fallu au malade pour s'échauffer ou se refroidir d'un demi-degré. Supposons, par exemple, qu'à la lecture du tracé on constate que la température s'est élevée d'un demi-degré en une heure. Sans en conclure pour cela que l'ascension s'est faite graduellement de un huitième de degré par quart d'heure, ce qui serait inexact dans la plupart des cas, on peut néanmoins en tirer des déductions qui compensent en partie le désavantage d'un thermographe n'enregistrant la température que de demi-degré en demi-degré.

Peu satisfaits de résultats aussi approximatifs et redoutant pour la construction du thermomètre à contacts multiples des difficultés peut-être insurmontables, nous n'avons pas réalisé l'appareil que nous venons de décrire ; d'autant plus qu'il nous semblait presque impossible de maintenir à demeure sous l'aisselle du malade un instrument aussi délicat que notre thermomètre.

C'est alors que nous est venue l'idée d'un appareil enregistreur de la température, basé sur la méthode thermo-électrique qui au point de vue de l'expérimentation offre toutes les facilités désirables. La forme linéaire des aiguilles thermo-électriques permet de les introduire partout : avec elles on peut sans trop de délabrement, dans les recherches physiologiques, apprécier le degré de chaleur dans l'épaisseur des membres, déterminer le degré de température du sang dans l'intérieur des vaisseaux. D'un autre côté, les soudures métalliques représentant une masse très-petite, par conséquent, très-prompte à se mettre en équilibre de température avec la partie sur laquelle on l'applique, on peut donc prendre presque instantanément la température d'un point quelconque du corps. Enfin, détail important pour des expériences cliniques, les appareils thermo-électriques laissent le malade aussi libre que possible : deux fils métalliques, lâches et flexibles partent de l'aisselle et relient le patient au thermographe. Aucune gêne dans ses mouvements ; avec la boule du thermomètre à air, l'expérience prolongée serait presque une torture.

C'est en considération de ces nombreux avantages que nous avons construit notre thermographe, ne nous laissant pas arrêter par les divers inconvénients inhérents à la méthode thermo-électrique et qui se résument tous dans l'emploi d'un galvanomètre suffisamment astatique pour permettre d'évaluer de faibles variations de température.

CHAPITRE II.

DESCRIPTION D'UN THERMOGRAPHE ÉLECTRO-MÉDICAL.

Les phénomènes thermo-électriques sur lesquels repose notre appareil sont bien connus pour les applications fréquentes qui en ont été faites en physiologie. Il nous suffira de les rappeler succinctement.

La base de ces phénomènes consiste en ce qu'il se développe un courant lorsque deux points d'un même circuit sont à des températures différentes, et que les conducteurs qui réunissent ces deux points ne sont pas de même nature. Ainsi deux fils, l'un de fer, l'autre de cuivre, soudés par leurs extrémités et dont les soudures sont maintenues à des températures inégales, sont parcourus par un courant dont l'intensité est, dans certaines limites, proportionnelle à la différence des températures.

Sur ce principe a été fondée la méthode imaginée par Becquerel, et qui sert actuellement, en dehors des expériences physiologiques, à la plupart des recherches entreprises sur la température. Tantôt c'est l'extrême sensibilité des appareils thermo-électriques qui donne la raison de cette préférence sur l'emploi plus simple des thermomètres ; d'autres fois, c'est la facilité d'étudier la température dans des conditions qui rendent impossible l'usage des moyens ordinaires, ainsi pour déterminer le degré de chaleur du sol aux diverses profondeurs.

L'appareil que nous avons construit est, à proprement parler un *thermo-électrographe*, il enregistre des effets thermo-électriques. Nous l'appellerons plus simplement *thermographe*, terme général qui convient à tous les enregistreurs de la température.

Avant d'aborder, dans tous ses détails, la description du thermographe, il ne sera pas inutile d'en exposer l'ensemble. On suivra mieux les explications que nous donnerons ensuite, peu utiles, il est vrai, à l'intelligence de l'appareil, mais importantes au point de vue de son application. La figure suivante représente groupées les différentes parties qui le composent.

Comme source thermo-électrique, nous prenons un couple fer et cuivre ou fer et maillechort. Des deux soudures terminales, l'une est laissée à demeure dans le milieu ou sur la surface dont on veut connaître la température (rectum, aisselle, etc.), l'autre maintenue dans un appareil à température constante, représenté à gauche de la figure et qui sera décrit plus loin. Les écarts de température entre les deux soudures sont indiqués par les déviations de l'aiguille d'un galvanomètre interposé dans le circuit. Pour les enregistrer, nous avons recours à la photographie. Un papier sensible, entraîné par un mécanisme d'horlogerie, se déroule au-dessous de l'extrémité indicatrice de l'aiguille. Les rayons lumineux partis d'une lampe passent par une fente étroite, convenablement disposée et viennent impressionner le papier partout à l'exception de l'endroit où l'aiguille fait ombre. On aura donc après le développement photographique sur un fond noir, une ligne blanche formée par les ombres qu'aura successivement projetées sur le papier en mouvement, l'aiguille aimantée dans ses diverses positions.

Le thermographe se compose donc :

1° De la *Pilè thermo-électrique.* ;

2° Du *Galvanomètre-enregistreur*.

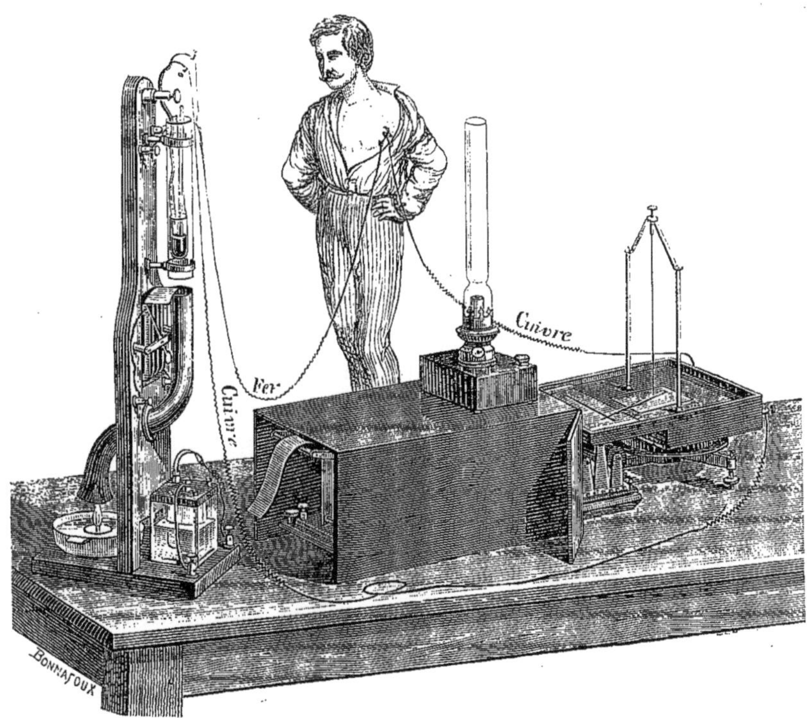

Nous allons décrire successivement ces deux parties :

(1) Notre appareil a été construit par M. Ruhmkorff, dont le concours, on le pense bien, nous a été des plus utiles ; nous nous plaisons à rendre publiquement cet hommage à son désintéressement et à sa bienveillance.

I. *Pile thermo-électrique.*

La pile thermo-électrique peut être à volonté d'un ou de plusieurs éléments ; tout dépend du degré de sensibilité qu'on recherche dans l'expérience : ordinairement un seul couple suffit.

A la description de la pile nous rattacherons celle de l'appareil à température constante.

1° *Choix d'un couple.* — Dans la série des différents métaux, le bismuth et l'antimoine sont ceux qu'on emploie de préférence lorsqu'on recherche les effets thermo-électriques : Nobili en a fait choix pour composer les éléments de sa pile, et quand les conditions de l'expérience le permettent, c'est toujours à ces métaux qu'il faut avoir recours puisque aucune autre combinaison ne donne lieu à un courant plus intense.

Mais il est bon nombre de cas où l'on ne peut bénéficier de cet avantage et où force est d'employer des métaux jouissant de propriétés électro-motrices bien moins considérables. Le bismuth et l'antimoine ne peuvent s'employer qu'en barreaux, très-cassants si l'on sort des petites dimensions ; impossible de leur donner la moindre longueur à moins de recourir à des précautions impraticables dans bien des cas. On a proposé de garantir les barreaux en les maintenant enveloppés dans des tubes de verre, mais s'il faut leur donner une certaine courbure, l'embarras devient grand et l'expérience presque impossible.

Ces difficultés se présentent toutes les fois qu'on veut porter à des températures déterminées les soudures d'un circuit. Appliquez une pile de Melloni sur un point de la peau, vous produirez un courant thermo-électrique dû à l'inégalité de température entre les deux faces de la pile, dont l'une est en contact immédiat avec le corps, tandis que l'autre est refroidie par l'air ambiant. On peut apprécier à un moment donné la valeur de ce refroidissement, mais le maintenir à un écart donné n'est possible qu'en adoptant une autre disposition thermo-électrique.

La nécessité d'éloigner les soudures à une certaine distance l'une de l'autre, force à employer des fils métalliques ; on les prend généralement de fer et de cuivre. Le couple fer et maillechort est aussi très-usité ; il donne un courant plus intense, mais son emploi exige certaines précautions. En effet, les points de jonction du maillechort et du fil du galvanomètre forment deux nouveaux contacts de métaux différents, en réalité deux nouvelles soudures, et si elles ne sont constamment à une température parfaitement égale, le courant thermo-électrique ne sera plus la manifestation d'une inégalité de température entre les deux soudures terminales fer et maillechort, mais la résultante de deux actions, l'une entre le fer et le maillechort, l'autre entre le maillechort et le fil de cuivre du galvanomètre. Ces causes d'erreur sont faciles à éviter, il suffit de les avoir signalées. On peut, au besoin, envelopper les points de jonctions maillechort et cuivre d'un corps mauvais conducteur de la chaleur, pour les mettre à l'abri d'un refroidissement ou d'un échauffement subit qui n'atteindrait que l'un d'eux. Avec cette précaution, et en donnant au fil de maillechort une longueur suffisante pour que les températures des soudures terminales ne puissent réagir par conductibilité sur les points maillechort et cuivre, on est à l'abri de l'erreur que nous venons de signaler.

C'est ce dernier couple, fer et maillechort, qui nous sert ordinairement. Le fer et le cuivre donnant un courant moins intense, exigent pour une même précicision dans l'expérience, une sensibilité plus grande du galvanomètre et si l'on dépasse un certain degré d'astaticité, on s'expose à bien des ennuis. Le stationnement de l'aiguille au zéro devient presque impossible ; les courants d'air, les rayonnements de chaleur, tout influe sur un système d'aiguilles trop sensible.

Nous donnons au couple une certaine longueur, trois mètres environ, pour laisser au malade pleine liberté de ses mouvements. Dans le même but, et pour avoir des fils d'une grande souplesse, nous employons le fer et le maillechort en câbles composés de fils très-fins tressés ensemble. On réalise ainsi un double avantage, celui d'avoir un couple thermo-électrique tout à la fois peu résistant et suffisamment flexible.

Nos soudures métalliques ne diffèrent pas de celles qu'on emploie généralement. Deux précautions essentielles méritent toutetois de nous arrêter un instant.

Les points de contact des métaux doivent être d'*étendue très-limitée*, il est urgent de donner aux soudures le moins de masse possible. Nous avions fini par le reconnaître après bien des tâtonnements, et pourtant le fait était signalé depuis bien longtemps ; Becquerel, dans l'analyse de ses expériences avec Breschet, en donnait la raison (1) :

(1) Becquerel. Traité expérimental de l'électricité et du magnétisme. — 1836, tome 4, p. 11.

« Nous ferons remarquer qu'en général, un appareil destiné à mesurer la température de divers milieux, doit être construit de telle sorte que la partie qui plonge dedans ne cède pas ou, du moins, ne cède que difficilement au reste de l'appareil la chaleur dont elle s'empare. Si cette condition n'est pas remplie, on a toujours à craindre d'avoir une température plus basse que la véritable. C'est donc un motif pour que les aiguilles de métal destinées à déterminer la température des corps organisés aient le *plus petit diamètre possible.* »

Il est tout aussi essentiel de plonger dans le milieu dont on veut connaître la température, les cinq ou six centimètres du couple qui précèdent la soudure. Sans cette précaution, on s'expose à une cause d'erreur très-active ; le refroidissement de la soudure par la partie du couple qui se trouve à la température de la salle où l'on expérimente. Soit 15° cette température et supposons une des soudures, appliquée sur la peau, à 37°, tandis que l'autre plonge dans un bain à 38 ou 39 degrès. Si, en même temps que les soudures, on ne chauffe une petite longueur de fil, il peut se faire, surtout si l'air de la salle est froid, qu'au lieu d'avoir 37° à une extrémité, et 38 ou 39° à l'autre extrémité du circuit, on n'ait, en réalité, que des températures plus basses.

Nous avons insisté longuement, peut-être, et assurément sans intérêt pour la plupart de ceux qui nous liront, sur les meilleures dispositions thermo-électriques à prendre dans des recherches de ce genre. Ceux qui emploieront le thermographe, nous sauront gré de ne pas leur avoir épargné ces explications pratiques ; elles leur éviteront, sans aucun doute, bien des tâtonnements de début par où nous avons passé.

2° *Appareil à température constante.* — Lorsqu'on veut enregistrer la *température différentielle* de deux points, soumis tous deux à des variations de température, il suffit d'appliquer sur chacun une des soudures du circuit thermo-électrique.

A chaleur égale, l'aiguille du galvanomètre sera au zéro de la graduation. Quand les soudures seront inégalement chauffées, l'aiguille déviera dans un sens ou dans l'autre, et la déviation sans être exactement proportionnelle, sera d'autant plus forte que la différence de température sera plus accusée.

Si ce n'est plus une différence mais seulement les variations dans *la température d'un point* qu'on veut déterminer, l'emploi de moyens spéciaux pour maintenir une des soudures à une température fixe devient d'une absolue nécessité. Les déviations de l'aiguille aimantée sont alors en rapport avec l'excès plus ou moins grand d'une température *variable* sur l'autre qui reste *constante*, tandis que dans le premier cas elles coïncidaient simplement avec un accroissement ou une diminution dans l'écart de *deux* températures *variables*.

La glace ou la vapeur d'eau donnent des points fixes, mais dont on ne peut tirer aucun parti. Pour étudier des températures variant entre 36 et 42°, limites ordinaires de celles qu'on observe en physiologie, il faut, autant que possible, prendre pour point de comparaison une température intermédiaire ou du moins suffisamment rapprochée, nous allons voir pour quel motif.

Supposons une des soudures à 0 ou 100°, l'autre à 37° : un écart de température aussi considérable donnera lieu à un courant thermo-électrique très-intense :

l'aiguille aimantée sera jetée hors des limites de la graduation. Pour réduire cette déviation exagérée deux moyens se présentent : employer un galvanomètre beaucoup moins astatique ou intercaler dans le circuit une forte résistance, sans changer le galvanomètre.

Dans ces conditions nouvelles, une différence même très-notable dans la température de celle des soudures qui se trouve à 37° environ ne sera plus appréciable : elle atteindra 38° ou elle descendra à 36°, sans que la déviation de l'aiguille aimantée ait cessé d'être sensiblement la même.

Pour obvier à cet inconvénient, il faut, de toute nécessité, que les écarts entre la température fixe et celle du point sujet à des variations thermiques ne dépassent pas 4 ou 5 degrés. Il est donc préférable, quand la chose est possible, de maintenir une des soudures à une température également distante des degrés extrêmes que l'on se propose d'étudier.

Ainsi pour une étendue d'observations comprise entre 36 et 42°, c'est 39° qu'il faut avant tout autre adopter pour point fixe de comparaison.

Nous avons dû imaginer une disposition spéciale pour réaliser ce but. Becquerel, dans ses expériences avec Breschet, avait d'abord adopté l'appareil Sorel (1) pour maintenir l'une des soudures à une température constante. Plus tard, dans ses recherches sur la température des mammifères, il renonça à son emploi et plaça la soudure d'une des aiguilles dans la bouche d'un homme, tandis que l'autre était enfoncée dans la partie du corps sur laquelle il voulait expérimenter.

(1) Becquerel. Traité expérimental de l'électricité et du magnétisme. Tome 4, p. 13.

Pour une courte observation et à condition que le patient respire exclusivement par le nez, ce moyen donne une température sensiblement constante.

Depuis lors, bien des appareils ont été construits pour permettre d'obtenir une température fixe dans des buts très-divers, notamment pour les éclosions artificielles. Celui de Bunsen, entre autres, est particulièrement ingénieux, mais la plupart de ces appareils ne nous semblaient pas réaliser les avantages que nous recherchions. Excellents pour régler une étuve à une température uniforme, nous avions à craindre qu'ils ne fussent insuffisants pour l'emploi spécial que nous voulions en faire. La sensibilité des appareils thermo-électriques nous obligeait à une précision plus grande que nous avons trouvée au moyen de la disposition suivante :

Interrompre une colonne d'air chaud par les oscillations d'un diaphragme entraîné par une aiguille de galvanomètre lorsque la température atteint un degré donné, telle est l'idée de notre appareil représenté à gauche de la fig. 1.

Au-dessus de la flamme d'une veilleuse s'élève une cheminée coupée transversalement à la moitié de sa hauteur, de manière à laisser libre un intervalle d'un centimètre environ entre les deux portions de tuyau superposées et fixées à une planche montante. Un diaphragme se meut dans cet intervalle et permet d'interrompre la communication entre le bas et le haut de la cheminée, voici comment. Dans l'épaisseur de la planche est disposé un galvanomètre vertical : le diaphragme faisant office de soupape est monté sur le même axe que l'aiguille aimantée et par conséquent solidaire de tous ses mouvements. Au repos le diaphragme se trouve en dehors de l'axe de la cheminée, la voie est donc libre, mais on comprend qu'il suffira d'envoyer dans le galvanomètre un courant convenablement dirigé pour imprimer à l'aiguille aimantée, et par suite à la soupape, une direction telle que la colonne d'air chaud sera immédiatement coupée. C'est ce qui arrive lorsque la température atteint le degré qu'on a choisi pour point fixe de comparaison, 39° par exemple.

Dans la portion de cheminée située au-dessus de la soupape est suspendu un tube de verre fermé par un bout, dans lequel on a versé du mercure en quantité suffisante pour y plonger une des soudures thermo-électriques, ainsi que le réservoir d'un thermomètre d'une construction particulière. Son but est d'empêcher que la température du bain de mercure ne dépasse 39°. A cet effet, un fil de platine pénètre par le haut dans la chambre supérieure du thermomètre, s'engage dans le tube capillaire et se termine en pointe très-fine en regard du 39° degré de la graduation; par son autre extrémité, il aboutit à un des pôles d'une pile. Un second fil de platine sort par le réservoir du thermomètre et fait communiquer la colonne mercurielle avec l'autre pôle de la pile. Dans le circuit est interposé le galvanomètre chargé de faire mouvoir la soupape, dont nous avons indiqué le jeu; les pôles de la pile sont ainsi disposés, qu'à la fermeture du circuit, la soupape intercepte la colonne d'air chaud; en autre temps, les deux tuyaux superposés qui composent la cheminée communiquent librement.

L'appareil fonctionne de la manière suivante : l'air chaud monte à 39°, aussitôt la colonne thermométrique rencontre le fil de platine et donne contact. Le circuit est fermé, l'aiguille du galvanomètre vertical dévie, entraînant la soupape qui vient intercepter la communication entre le bain de mercure et la source de chaleur. Le refroidissement s'opère, le mercure descend à l'intérieur du thermomètre; mais, à peine a-t-il quitté la pointe de platine, qu'il remonte aussitôt sous l'influence d'une nouvelle bouffée d'air chaud. Pour la seconde fois, fermeture du circuit, refroidissement, et ainsi de suite, tant que la veilleuse durera. La température du bain de mercure restera forcément comprise entre les limites extrêmement rapprochées des oscillations de la colonne thermométrique au-dessus et au-dessous du point de contact, oscillations qu'à l'œil nu on peut à peine constater.

Ajoutons que la soudure thermo-électrique se trouve elle-même dans une enveloppe en gomme, au milieu du bain de mercure, et qu'ainsi entourée d'un corps mauvais conducteur de la chaleur, elle participe d'autant moins à ces petites variations de température, trop rapides pour qu'elle ait le temps de les suivre. La fixité de l'aiguille du galvanomètre enregistreur est la meilleure preuve de la stabilité de la température.

L'appareil ainsi construit permet de varier les points de comparaison : on peut régler la température du bain de mercure à 38 ou 40°, tout aussi bien qu'à 39°, avantage dont nous avons déjà fait ressortir l'importance.

II. *Galvanomètre enregistreur.*

Les expériences très-diverses auxquelles on emploie le galvanomètre ont fait modifier sa forme de bien des manières. Au point de vue de la construction de notre thermographe, il nous importait surtout de connaître les différents moyens proposés ou exécutés pour amplifier les déviations de l'aiguille aimantée.

Une disposition bien répandue est celle imaginée par Gauss, quoiqu'on la prête généralement à Thomson ; elle sert encore aujourd'hui pour la télégraphie transatlantique. Le fil auquel est suspendu l'aiguille aimantée porte un petit miroir qui se meut avec elle. Les rayons lumineux venus d'une lampe frappent ce miroir et se réfléchissent en pinceau sur une échelle graduée placée à quelque distance. On conçoit aisément les avantages d'une pareille disposition ; un très-léger mouvement de l'aiguille aimantée et du miroir fait que le rayon de lumière parcourt sur l'échelle un espace d'une étendue considérable.

Pour les démonstrations scientifiques dans les cours, il existe depuis de longues années un galvanomètre à projection, dû à M. Ruhmkorff. L'aiguille se meut sur un cadran de cristal portant la graduation. Les rayons lumineux, émanés d'une lampe Drummond et réfléchis verticalement par un miroir incliné à 45 degrés sous le cadran, traversent la graduation, et recueillis ensuite par un objectif photographique, vont la reproduire très-amplifiée sur les murs de la salle. Les plus faibles déviations de l'aiguille aimantée sont ainsi rendues sensibles à un grand nombre de spectateurs.

Bien d'autres modifications ont été apportées à la forme du galvanomètre pour amplifier les mouvements de l'aiguille aimantée : il nous suffira d'avoir rappelé celles qui se rapprochaient le plus du but que nous nous proposions d'atteindre, c'est-à-dire de fixer sur le papier la marche d'une aiguille de galvanomètre.

On pourrait à la rigueur transformer le galvanomètre à miroir en appareil enregistreur. Il suffirait de substituer à l'échelle graduée un papier photographique, mû par un mécanisme d'horlogerie. On aurait, avec cette disposition, l'avantage d'isoler complètement le galvanomètre du reste de l'appareil, ce qui exposerait moins à troubler l'équilibre de l'aiguille aimantée. La difficulté d'obtenir une trace suffisamment nette, à cause de la distance entre le miroir et le papier photographique, l'embarras d'avoir à se servir d'une forte lumière, enfin, la crainte de ne pas avoir une fixité suffisante, par suite de l'exagération des plus petits mouvements de l'aiguille, tous ces motifs nous ont amené à prendre pour nos expériences une forme nouvelle de galvanomètre que nous allons rapidement décrire.

L'aiguille de notre galvanomètre est terminée par un prolongement très-léger en aluminium, soigneusement équilibré, et dont l'extrémité indicatrice se meut au-dessus d'une lamelle de verre très-mince. Une couche de vernis opaque, déposée sur la surface du verre, la recouvre entièrement, à l'exception d'une bande étroite (1 mill. environ), représentant la corde de l'arc décrit par le prolongement de l'aiguille, d'un bout de sa course à l'autre, parcours qui correspond à environ 30 degrés de chaque côté du zéro du galvanomètre.

Sous cette partie transparente se déroule un papier photographique, entraîné d'un mouvement lent et continu par un mécanisme d'horlogerie. L'extrême minceur du verre permet de réduire à quelques millimètres la distance totale qui sépare l'aiguille aimantée de la surface sensible. Les rayons lumineux partis d'une lampe et réfléchis par un miroir convenablement incliné frappent verticalement le papier photographique et l'impressionnent, à l'exception de l'endroit où l'aiguille projette son ombre. Le papier cheminant avec lenteur et dans le sens de la longueur de l'aiguille aimantée, la succession des traces laissées par l'ombre formera une ligne continue, tantôt droite, tantôt sinueuse, suivant la fixité ou la mobilité de l'aiguille du galvanomètre.

Le rouage qui entraîne le papier, n'offre rien de particulier : c'est un mouvement de pendule, approprié à notre usage et réglé pour faire avancer de deux centimètres à l'heure le papier sensible, emmagasiné sur un rouleau et conduit sur des guides : l'entraînement se fait par laminoirs recouverts d'émeri. La nécessité d'éloigner à une certaine distance de l'aiguille aimantée toute pièce de fer ou d'acier est la seule raison qui empêche de rapprocher du galvanomètre le mécanisme d'horlogerie et de réduire ainsi les dimensions totales de l'appareil.

A part ces quelques détails dans la disposition, notre galvanomètre ne diffère pas de ceux qui servent aux expériences thermo-électriques ; il est à gros fil et à 120 tours.

CHAPITRE III,

RÉGLAGE, FONCTIONNEMENT DU THERMOGRAPHE.

1° *Sensibilité.* — Comme tous les appareils thermo-électriques, notre thermographe peut donner des résultats d'une extrême précision. Le choix des métaux qui composent la pile, l'astaticité du galvanomètre, telles sont les principales conditions qui peuvent faire varier, dans des limites très-grandes, le degré de sensibilité de l'appareil. La résistance du couple thermo-électrique, la longueur du circuit sont également à considérer, mais à moins de conditions tout à fait exceptionnelles, leur influence est beaucoup moindre.

Le but de nos expériences étant surtout de suivre pas à pas les variations de température qui s'observent dans les maladies, nous avons préferé ne pas pousser trop loin la sensibilité du thermographe, au risque de rendre impraticable une expérience de longue durée. Il nous a semblé beaucoup moins important de pouvoir constater des fractions très-minimes de degré, plutôt que de suivre d'une manière aussi continue que possible et avec une approximation suffisante, les changements de température qui surviennent pendant l'évolution d'une maladie. Cette sensibilité relativement restreinte fait de notre thermographe un instrument encore bien plus précis que les thermomètres ordinaires.

L'emploi d'aiguilles aimantées trop astatiques est à peu près impossible pour des recherches faites en dehors des laboratoires. Ce qui rend surtout difficile le maniement d'un galvanomètre très-sensible, c'est l'ébranlement qu'on lui communique forcément lorsqu'il s'agit de glisser le papier photographique au dessous de l'aiguille. Une fois dérangée du zéro, l'aiguille n'y revient que très-lentement, d'une manière insensible : on la croit au repos, et quelques instants après, on s'aperçoit qu'elle n'est plus au même point de la graduation. Il faut quelquefois un temps très-long avant qu'elle ne soit définitivement arrêtée.

On évite ces ennuis en sacrifiant un peu de la sensibilité du galvanomètre, sauf à la regagner en partie, en employant le fer et le maillechort de préférence au couple fer et cuivre qui donne un courant moins intense. Ces conditions permettent d'avoir une sensibilité plus que suffisante avec un galvanomètre très-maniable et dont l'aiguille revient franchement au zéro.

Le thermographe est réglé pour servir à des observations comprises entre 36 et 42° : l'échelle graduée correspond à cet intervalle de six degrés. Si pour certaines expériences, ces limites étaient trop restreintes, il serait facile d'étendre le champ d'observation en intercalant dans le circuit extérieur à la pile une résistance convenable. Une longueur relativement très-courte de fin fil de cuivre suffira dans la plupart des cas. Dans ces conditions l'intensité des courants thermo-électriques décroît rapidement à cause de leur peu de tension et l'aiguille aimantée, au lieu de passer d'un bout de l'échelle à l'autre pour un écart de six degrés entre les deux soudures, n'exécutera le même trajet que pour des différences de température beaucoup plus considérables. L'appareil sera moins sensible et suivant la résistance du circuit, l'échelle correspondra à un intervalle de dégrés variable à la volonté de l'observateur.

2° *Graduation.* — On gradue facilement le thermographe d'après les lois des courants thermo-électriques : les différences de température des deux soudures sont directement proportionnelles aux intensités de ces courants. Le fait n'est plus vrai lorsqu'on arrive à certaines températures très-élevées ; mais comme elles sont tout à fait en dehors de celles qu'on observe en physiologie, nous ne nous en inquièterons pas.

Les déviations de l'aiguille aimantée n'étant pas proportionnelles aux intensités des courants, nous sommes obligés, pour graduer l'appareil, de recourir à l'un des deux procédés suivants, qui reviennent à observer la marche de l'aiguille en maintenant des écarts connus entre les deux soudures thermo-électriques.

Les deux soudures sont placées chacune dans un appareil à température constante, comme celui décrit plus haut, mais dont les bains de mercure sont maintenus à des différences de température soigneusement déterminées. Ce réglage s'obtient au moyen d'une série de thermomètres à contact électrique, mais dont les fils de platine sont disposés de telle sorte que la colonne mercurielle vienne fermer le circuit dans l'un à 38°, dans l'autre à 37, dans le troisième à 36° ; on prend la précaution de s'assurer que les thermomètres ont bien été construits sur le même étalon. Un des appareils est laissé invariablement à la même température 39°, tandis que dans l'autre, on abaisse successivement la température de 1, 2 et 3 degrés, en changeant, de dix minutes en dix minutes, le thermomètre régulateur. On lit ou on enregistre à volonté les déviations de l'aiguille aimantée, correspondant à ces écarts de température, et on établit sur les résultats ainsi obtenus, la graduation en degrés centigrades de la moitié de l'échelle. On répète la même expérience en inversant les pôles, de manière que l'aiguille dévie à droite si elle allait à gauche la première fois, on suit la marche de l'aiguille pour des écarts de température successivement de 1, 2 et 3 degrés, et on achève sur ces données la graduation de l'échelle,

La seconde méthode, plus simple, convient dans la plupart des cas :

« L'une des soudures est placée dans un bain d'huile à la température de l'air ambiant, l'autre dans un second bain d'huile, dont la température est un peu supérieure à celle de l'atmosphère et qui se refroidit très-lentement. Des thermomètres très-sensibles donnent, à chaque instant, la température de ces deux bains. L'aiguille, d'abord écartée de sa position d'équilibre, rétrograde vers le zéro de la graduation du galvanomètre à mesure que le second bain d'huile se refroidit, et tend à se mettre en équilibre avec le premier. On note alors avec soin les diverses positions successivement occupées par l'aiguille aimantée, en regard, la différence des indications fournies par les deux thermomètres et l'on dresse ainsi une table qui fournit directement, en degrés centésimaux, l'estimation de la différence de température des deux soudures, correspondant à une déviation donnée de l'aiguille du galvanomètre (1). »

(1) Gavarret. De la chaleur produite par les êtres vivants, p. 37.

Une fois établie, la graduation sert aussi longtemps que les conditions de résistance du circuit restent les mêmes ; on évitera donc de les changer, ce qui sera facile lorsque la distance du malade au galvanomètre ne dépassera pas certaines limites. Dans ce but, il est utile d'intercaler dans le circuit extérieur à la pile, une bobine recouverte de gros fil de cuivre, dont on déroulera plus ou moins de tours pour arriver au malade.

La graduation s'imprime d'elle-même sur le papier photographique pendant la marche de l'appareil. A cet effet, on interpose entre l'aiguille du galvanomètre et la surface sensible, une lamelle de verre sur laquelle on a tracé, de distance en distance, des lignes qui correspondent aux déviations de l'aiguille pour des températures données. L'ensemble de ces lignes forme une échelle opaque sous laquelle se déroule le papier photographique, et comme il est entraîné suivant le sens de leur longueur, on obtiendra, après développement, des lignes blanches, continues, formées par l'ombre des divisions imprimées sur le verre.

3° *Partie photographique de l'appareil.* — Le papier qui nous sert, est à base de bromure et d'iodure d'argent et réunit toutes les conditions désirables de sensibilité et de facilité de préparation. Son emploi n'exige presque aucune connaissance des manipulations photographiques.

Nous serons brefs sur ce sujet, renvoyant, pour plus d'explications, aux traités qui s'occupent spécialement de la matière (1).

Passons rapidement en vue les différents détails de

(1) Consulter. De Monckhoven. Traité de photographie, p, 290.

sa préparation : dans un bain, d'un demi-litre environ, contenant 9 pour 100 de bromure de potassium et 1 pour 100 d'iodure d'ammonium, on plonge des bandes de papier, découpées aux dimensions convenables. Après les avoir séchées, on les sensibilise en les laissant trois ou quatre minutes dans un bain d'argent (7 pour 100), qui ne diffère pas de ceux employés pour la photographie sur plaques collodionnées. On lave à grande eau pour enlever l'excès d'argent, et on sèche les feuilles entre deux papiers buvards. L'ensemble de ces opérations ne demande pas plus de dix à quinze minutes.

Le papier iodo-bromuré, dont nous venons d'esquisser rapidement la préparation, l'emporte de beaucoup sur les autres papiers photographiques, notamment sur celui au chlorure d'argent, pour sa grande sensibilité ; il suffit, pour l'impressionner, d'une lumière très-faible et d'un temps de pose très-court. Dans notre thermographe le papier photographique avance de 2 centimètres à l'heure, soit 1 millimètre en trois minutes. La fente étroite par où passent les rayons lumineux de la lampe ayant précisément 1 millimètre de large, le papier n'est donc influencé par la lumière que pendant trois minutes : ce temps de pose, relativement très-court, suffit néanmoins pour obtenir une image. On conçoit toute l'importance d'une pareille sensibilité pour une expérience de quelque durée ; l'emploi prolongé d'une forte lumière serait presque impossible : avec le papier iodo-bromuré une lampe à pétrole de petit calibre suffit amplement.

Au sortir de l'appareil enregistreur, l'image existe sur le papier mais à l'état latent. On la rend sensible par l'opération, connue en photographie sous le nom de *développement.*

Elle consiste à plonger le papier impressionné dans un bain d'acide pyrogallique (4 p. 1000, avec acide citrique 4 p. 1000). L'image ne tarde pas à paraître, on la renforce en mélangeant au liquide quelques gouttes d'une solution de nitrate d'argent (2,5 °/₀). On lave lorsqu'on juge l'épreuve assez noire.

Il reste à fixer le tracé en le laissant quelques minutes dans l'hyposulfite de soude, après quoi on laisse séjourner l'épreuve, un temps plus ou moins long, dans de l'eau, qu'on a soin de renouveler.

Ces détails effraieront sans doute bien des lecteurs : nous les rassurerons en leur disant qu'étrangers nous-mêmes à la photographie, nous avons été surpris du peu de temps qu'il nous a fallu pour prendre l'habitude de ces opérations.

4° *Installation, fonctionnement.* — Les deux parties du thermographe, la pile thermo-électrique et le galvanomètre-enregistreur peuvent et doivent être éloignées l'une de l'autre dans la majorité des cas : il suffit de les relier entre elles par des conducteurs de cuivre.

On ne sera certain du fonctionnement régulier de l'appareil qu'avec une installation fixe du galvanomètre. Les trépidations, les courants d'air et bien d'autres causes perturbatrices doivent être soigneusement évités, et si l'on expérimente dans un hôpital, ces inconvénients et bien d'autres se rencontreront au plus haut point. Le galvanomètre sera donc, autant que possible, installé à demeure, isolé dans quelque coin de la salle, à l'abri des allées et venues continuelles, incompatibles avec des expériences de cette nature.

L'appareil à température constante doit au contraire rester près du malade. On ne pourrait l'en tenir éloigné sans donner plus de longueur aux fils de fer et maillechort et par suite, plus de résistance au couple thermo-électrique, ce qui nuirait à la sensibilité du thermographe. D'ailleurs les motifs qui forçaient à isoler le galvanomètre n'existent plus pour cette partie de l'appareil, peu délicate par elle-même et d'un fonctionnement sûr.

Le thermographe ainsi disposé, veut-on, par exemple, étudier la marche de la température dans une maladie, on procède de la manière suivante.

On fixe sous l'aisselle du malade une des soudures qu'on a pris soin de recouvrir d'une couche de vernis ou d'une toile mince de gutta-percha pour éviter diverses actions chimiques, celle de la sueur par exemple sur les métaux qui composent le couple thermo-électrique. L'aisselle est ensuite garnie de ouate afin d'empêcher le refroidissement du point où on a appliqué la soudure : quelques bandelettes de diachylon suffisent pour assurer le tout. La défiance du malade est tout d'abord éveillée par les fils qui lui rappellent ceux des appareils électro-médicaux, mais l'appréhension dure peu et la crainte de recevoir des secousses fait bientôt place à une parfaite tranquillité.

Mieux que cela, des guérisons nous ont été attribuées! nous n'avons pu dissuader un de nos malades que nous ne l'avions entièrement débarrassé de la goutte, après lui avoir appliqué pendant quelques heures les fils de notre thermographe. Inutile de dire que nous avons ensuite peu insisté, trop heureux de ménager une conviction qui nous assurait, de la part de notre patient, une bonne volonté à toute épreuve.

L'appareil à température constante est alors mis en marche : au bout d'un temps assez court la soupape commence à osciller pour ne plus s'arrêter, tant que la chaleur de la veilleuse sera suffisante.

Le papier photographique, préparé comme nous l'avons dit, est glissé avec précaution sous l'aiguille du galvanomètre : on s'assure qu'elle est bien revenue au zéro si l'appareil a été tant soit peu ébranlé et on établit la communication entre le galvanomètre et la pile thermo-électrique. L'aiguille aimantée dévie lentement et finit par s'arrêter à un point fixe : dès ce moment la température du malade s'enregistre. On note l'heure et on laisse l'expérience à elle-même.

La surveillance du thermographe est à peu près nulle : s'assurer que le malade n'a pas dérangé la soudure, que la veilleuse et la lampe sont suffisamment alimentées, tout se borne à ces quelques précautions dont le premier venu peut se charger.

L'expérience peut se prolonger à volonté. Pour l'arrêter on interrompt la communication, immédiatement l'aiguille aimantée revient à son point de départ. On retire le papier et on le développe comme il a été dit. La courbe de la température apparaît toute graduée en degrés centésimaux. Reste à indiquer les lignes d'heures : comme le rouage entraîne le papier de deux centimètres à l'heure, il suffit de tracer de centimètre en centimètre des lignes verticales, l'espace compris entre elles représentera une demi-heure. On peut pousser plus loin la division du temps et noter l'heure par fractions moindres ; il sera même utile d'agir ainsi dans certains cas où l'on observe de brusques changements dans la température. Rien de plus simple que la lecture du tracé obtenu à l'aide du thermographe. Veut-on savoir quelle était à un moment donné la température du malade soumis à l'expérience? on cherche le point d'intersection de la courbe avec la ligne horaire, il ne reste qu'à lire le degré.

Nous avons supposé une expérience simple : on pourrait avoir intérêt à suivre parfois la marche de la température à la fois dans plusieurs endroits du corps, dans le rectum et sous l'aisselle par exemple. Ainsi des expériences, récemment faites sur l'émétine, ont appris qu'après l'administration d'une dose suffisante de cette substance, la température baisse à la superficie du corps, tandis qu'elle augmente graduellement dans le rectum, double effet de la fluxion produite vers le tube gastro-intestinal et du travail d'élimination de l'émétine. On conçoit l'intérêt qu'il y aurait à étudier rigoureusement la marche inverse de ces températures. De même pour l'étude du frisson fébrile, comparer la chaleur des membres à celle du tronc, et dans les phlegmons, rapprocher la température des parties enflammées de celle de l'aisselle ou du rectum, ne serait pas sans offrir un réel intérêt.

Dans ces différents cas, il n'est pas nécessaire de doubler entièrement le thermographe. Deux galvanomètres sont indispensables, mais un seul appareil à température constante suffit pour chauffer, à un point fixe, les soudures des deux couples thermo-électriques nécessaires dans des expériences de ce genre. On aura ainsi deux piles, deux circuits entièrement distincts, et les galvanomètres enregistreront l'un, la température de l'aisselle, l'autre, celle du rectum ou de n'importe quel endroit du corps.

CONCLUSION.

On peut discuter la valeur d'un thermographe, les avantages de la thermographie, appliquée à la médecine n'en restent pas moins incontestables. La méthode graphique permet d'apporter à l'étude de la température la rigueur nécessaire pour en déterminer les lois, encore bien indécises. Les tracés obtenus à l'aide d'observations thermométriques prises à intervalles plus ou moins rapprochés donnent, il est vrai, une courbe assez fidèle de la température, mais bien des variations thermiques qu'il serait important de connaître, passent complètement inaperçues. La nuit, par exemple, il est presque impossible de suivre au thermomètre la marche de la température : avec le thermographe, rien n'est plus facile, sans troubler le malade de son sommeil, sans avoir soi-même à se déranger. De même chez les sujets en proie au délire, on peut à peine et pour un temps très-court, maintenir sous l'aisselle un instrument aussi fragile qu'un thermomètre : il sera toujours facile de fixer la soudure thermo-électrique, sans être autrement gêné par l'agitation du malade. La complication de notre thermographe n'est en grande partie qu'apparente ; son emploi demande quelques connaissances spéciales, une fois acquises, le maniement de l'appareil enregistreur devient des plus simples, moins pénible mille fois que l'usage du thermomètre si ennuyeux, et pour le malade et pour le clinicien, lorsque dans un but d'études on note le degré de température d'heure en heure, par exemple.

Le thermographe permet de réaliser, dans le domaine de la thérapeutique, les expériences les plus diverses. Nous avons déjà cité comme exemple les recherches entreprises sur l'émétine, nous avons montré combien dans cette circonstance le secours d'un appareil enregistreur eût été utile. Nous ne multiplierons pas les faits où ces avantages sont marquants; d'une manière générale, le thermographe se prête très bien à l'étude des effets des médicaments qui agissent, soit en modifiant la température générale, soit en provoquant une inégale répartition de la chaleur du corps.

En physiologie ses applications sont multiples: les énoncer reviendrait à donner la liste presque complète des expériences qui ont trait à l'étude de la chaleur animale. Les oscillations journalières de la température chez l'homme sain, les modifications que lui impriment certains états, celui du sommeil par exemple ; en un mot, les plus légères variations thermiques peuvent être aisément perçues. Aucun procédé ne permet en outre une détermination plus facile de la température aux différents points de la surface cutanée: on peut à cet usage employer les disques cuivre et bismuth conseillés par Gavarret. (1)

Nous n'insisterons pas plus longtemps; il n'est pas inutile néanmoins d'avoir rappelé en quelques lignes plusieurs des applications du thermographe ; l'évidence de son utilité atténuera peut-être l'impression fâcheuse

(1) Gavarret. De la chaleur produite par les êtres vivants, p. 30.

qu'un appareil compliqué fait toujours naître à l'esprit, fût-il même comme le nôtre d'un maniement facile.

Mieux préciser en médecine clinique les lois de la température, tel est le but fondamental du thermographe ; c'est assez dire que notre appareil n'est qu'un instrument d'études, d'intérêt purement scientifique. En fait, nous ne croyons pas qu'on puisse envisager à un autre point de vue la question de la thermographie médicale, trop complexe à notre avis pour qu'il soit permis d'en espérer jamais une solution entièrement pratique.

Les spécimens que nous donnons ont pour but de montrer ce qu'on peut obtenir à l'aide du thermographe précédemment décrit. Jusqu'ici nous nous sommes borné à vérifier au lit du malade le fonctionnement de notre appareil, préférant ne pas aborder pour le moment des recherches cliniques qu'à défaut de temps nous n'aurions pu mener à bonne fin.

Nos premières expériences ont été faites à l'hospice des Incurables d'Ivry, dans le service de M. le Dr Ollivier, et qu'il nous soit permis, à ce propos, de lui exprimer toute notre reconnaissance pour l'empressement avec lequel il s'est mis à notre disposition en nous ouvrant ses salles. Les résultats ont confirmé notre attente, et comme facilité d'expérimentation nous avons été heureux de constater que rien n'était moins gênant pour le malade, moins pénible pour l'observateur, double condition qu'il importait de réaliser en vue d'expériences de longue durée. Grâce à la souplesse des fils qui le relient au thermographe, le malade jouit de la pleine liberté de ses mouvements, sans qu'il en résulte aucune influence fâcheuse sur la marche de l'appareil enregistreur. L'expérience laissée à elle-même exige encore moins de surveillance que nous ne l'avions cru tout d'abord : il suffit de renouveler, au bout de 12 heures environ, la veilleuse de l'appareil à température constante, soin dont on charge un des voisins du malade par exemple. On peut ainsi, et sans beaucoup de peine, étudier la marche de la température dans une maladie, du début jusqu'à sa fin ; on enlève le papier toutes les 24 heures ce qui donne un tracé de 48 centimètres, longueur plus que suffisante dans les cas ordinaires.

Ce travail n'étant que la démonstration scientifique de notre thermographe, nous croyons inutile de donner un grand nombre de spécimens de tracés. A ce point de vue, il importait surtout de prouver que, si la ligne de température est sinueuse, la cause en est uniquement dans les variations de chaleur présentées par le malade.

En effet diverses objections pouvaient nous être présentées :

Employant le couple fer et maillechort, étions-nous bien sûr de ne pas attribuer à des variations de température du malade ce qui peut-être n'était que le résultat d'un accident : un courant d'air par exemple, qui, refroidissant l'un sans agir sur l'autre, aurait amené une inégalité de température entre les points de jonction du maillechort avec le fil de cuivre du galvanomètre ?

D'un autre côté, un abaissement de la ligne de température devait-il forcément indiquer une diminution de la chaleur du malade? Ne pouvait-on lui reconnaître pour cause un refroidissement accidentel de la soudure par l'air ambiant, des mouvements trop violents du malade ayant déplacé le tampon de ouate dont on avait garni l'aisselle pour s'opposer à la déperdition de la chaleur du corps?

L'expérience nous a montré qu'à moins de circonstances tout à fait exceptionnelles ces craintes n'étaient pas fondées. Nous avons appliqué un certain nombre de fois notre thermographe, tantôt sur des sujets sains, tantôt sur des malades, et cela sans rien changer aux conditions de l'expérimentation qui sont restées les mêmes dans tous les cas. Les tracés pris sur des sujets sains nous ont toujours donné des lignes presque droites (spécimen n° 1) : nous nous croyons donc autorisé à en conclure que, si la ligne de température s'élève ou s'abaisse, la cause en est uniquement due aux variations de température que l'on observe dans les diverses états pathologiques : il est d'ailleurs facile de contrôler l'exactitude du thermographe en comparant ses indications à celles d'un thermiomètre ordinaire.

Paris. A. Parent, imprimeur de la Faculté de Médecine, rue Mr-le-Prince, 29

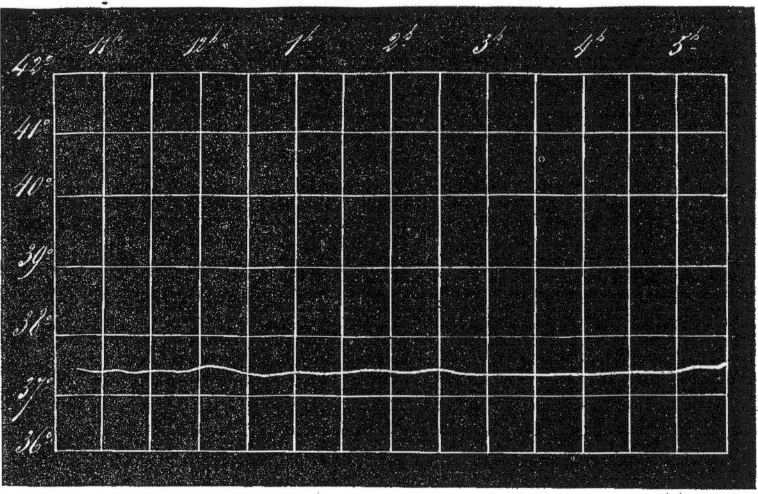

Spécimen n° 1. — Boisselier (Antoine), salle Saint-Jean-Baptiste, n° 34. — Sujet sain.

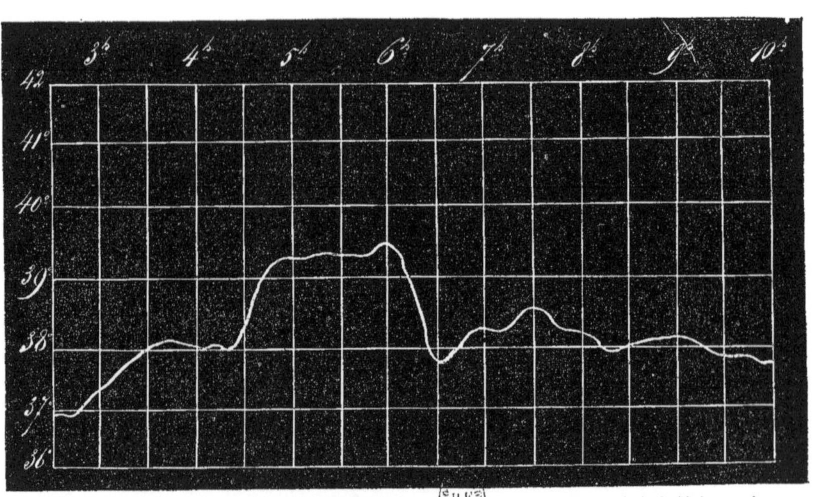

Spécimen n° 2. — Colmard (François) 53 ans, salle Saint-Jean-Baptiste, n° 35. — Abcès froid de la cuisse.

www.ingramcontent.com/pod-product-compliance
Ingram Content Group UK Ltd.
Pitfield, Milton Keynes, MK11 3LW, UK
UKHW020959220726
13924UKWH00002B/778

9 782019 250287